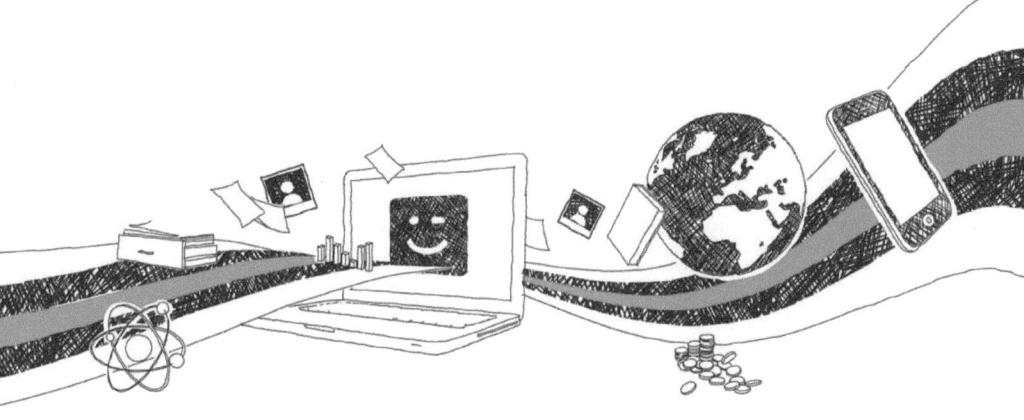
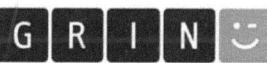

Bibliografische Information der Deutschen Nationalbibliothek:

Die Deutsche Bibliothek verzeichnet diese Publikation in der Deutschen National-
bibliografie; detaillierte bibliografische Daten sind im Internet über http://dnb.d-
nb.de/ abrufbar.

Impressum:

Copyright © 2017 GRIN Verlag, Open Publishing GmbH
Druck und Bindung: Books on Demand GmbH, Norderstedt Germany
ISBN: 9783668508675

Dieses Buch bei GRIN:

http://www.grin.com/de/e-book/373445/die-prozesstheorien-der-motivation-in-der-
physiotherapie-koennen-die-erkenntnisse

M. M.

Die Prozesstheorien der Motivation in der Physiotherapie. Können die Erkenntnisse der VIE-Theorie und der Zielsetzungstheorie zur Verbesserung der Adhärenz beitragen?

GRIN Verlag

GRIN - Your knowledge has value

Der GRIN Verlag publiziert seit 1998 wissenschaftliche Arbeiten von Studenten, Hochschullehrern und anderen Akademikern als eBook und gedrucktes Buch. Die Verlagswebsite www.grin.com ist die ideale Plattform zur Veröffentlichung von Hausarbeiten, Abschlussarbeiten, wissenschaftlichen Aufsätzen, Dissertationen und Fachbüchern.

Besuchen Sie uns im Internet:

http://www.grin.com/

http://www.facebook.com/grincom

http://www.twitter.com/grin_com

Die Prozesstheorien der Motivation in der Physiotherapie

Können die Erkenntnisse der VIE-Theorie und der Zielsetzungstheorie zur Verbesserung der Adhärenz beitragen?

Inhaltsverzeichnis

Abkürzungsverzeichnis

d   Effektstärke nach Cohen

F   Frage

Hyp.   Hypothese

M   Mittelwert

Med   Median

n   Stichprobengröße

p   p-Wert

Range   Wertebereich

SD   Standardabweichung

V   Ein-Stichproben Wilcoxon-Test

VIE   Valenz-Instrumentalitäts-Theorie

W   Shapiro-Wilk-Test

WHO   World-Health-Organisation

Tabellenverzeichnis

Abstract

Schätzungen zufolge entstehen allein in Deutschland jährlich ca.10 Milliarden Euro Kosten, die direkt auf Nicht-Einhaltung der ärztlichen/therapeutischen Therapieratschläge zurückzuführen sind (Gräf, 2007). Die vorliegende Arbeit geht der Frage nach, ob die Erkenntnisse der Valenz-Instrumentalitäts-Erwartungs-Theorie (VIE-Theorie) nach Vroom und die Zielsetzungstheorie nach Locke und Latham zur Verbesserung der Adhärenz in der Physiotherapie beitragen können. Überprüft wird die Fragestellung anhand von 7 Hypothesen. Die zugrundeliegende Stichprobe umfasst 32 Personen, die sich zum Zeitpunkt der Befragung alle in physiotherapeutischer Behandlung befanden. Die Daten wurden mittels eines schriftlich, anonymisierten Fragebogens erhoben. Die Ergebnisse zeigen, dass sich klar formulierte Therapie-Ziele ($V = 528$; $p = <.005$; $d = 3.12$), regelmäßiges Feedback ($V = 528$; $p = <.005$; $d = 3.35$) und eine hoch eingeschätzte Ziel-Eintrittswahrscheinlichkeit ($V = 405$; $p = <.005$; $d = .54$) positiv auf die Adhärenz auswirken. Zudem wird ersichtlich, dass die erfahrene und die verbal erläuterte Beziehung zwischen Therapieeinhaltung und Therapieziel ($V = 519$; $p = <.005$; $d = 1.41$) zur Steigerung der Adhärenz beitragen. Nicht repliziert werden konnten die Erkenntnisse aus den Prozesstheorien, dass sich Zielschwierigkeit und Zielwichtigkeit positiv auf die Motivation auswirken. Der Mangel an bisherigen Studien und die signifikanten Ergebnisse dieser Arbeit zeigen die Notwendigkeit weiterführender Forschungen auf diesem Gebiet.

1 Einführung

Die durch Nicht-Einhaltung der Therapieratschläge entstandenen Kosten zeigen, dass die Verbesserung der Adhärenz nicht nur aus medizinischer, sondern auch aus gesellschaftlicher und ökonomischer Perspektive sehr sinnvoll ist. Die Notwendigkeit zur Intervention im physiotherapeutischen Kontext wird anhand der Studie von Campbell (2001) deutlich. Diese besagt, dass sich bis zu 50% aller Patienten nicht an die erteilten Therapieratschläge halten. Die beeinflussenden Faktoren der Adhärenz wurden in vielen Studien bereits untersucht. Dabei konnte die Motivation der Patienten als eine Determinante bereits mehrfach identifiziert werden (Dellande, Gilly & Graham, 2004; Grossklaus, Heller, Nüscheler & Stammler, 2014; Jayanti & Burns, 1998; Landgraf, Huber & Bartl, 2006; Miller, Wikoff & Hiatt, 1992). Allerdings wurde bisher nie näher auf das Konstrukt der Motivation eingegangen. So gibt es bisher keine Untersuchungen, die den direkten Zusammenhang von Prozesstheorien der Motivation und der Adhärenz untersucht haben. Die vorliegende Arbeit trägt einen Teil zur näheren Untersuchung bei und geht dabei der Frage nach, ob die Erkenntnisse der Valenz-Instrumentalitäts-Theorie (VIE) nach Vroom und der Zielsetzungstheorie nach Locke und Latham zur Verbesserung der Adhärenz beitragen können. Nach einer kurzen Einführung in den theoretischen Hintergrund wird dabei auch auf die praktische Relevanz der Ergebnisse und deren Umsetzung in die physiotherapeutische Arbeit eingegangen.

2 Theoretischer Hintergrund

2.1 Adhärenz

2.1.1 Begriffserklärung und aktueller Forschungsstand

Die Bereitschaft eines Patienten zur aktiven Mitwirkung und Einhaltung therapeutischer Maßnahmen wird in der Literatur mit den Begriffen Compliance und Adhärenz beschrieben. Der länger bestehende Begriff Compliance ging ursprünglich von einer passiven Rolle des Patienten aus. Die aktuelle, zeitgemäße Bezeichnung Adhärenz beinhaltet hingegen die aktive Zusammenarbeit von medizinischen Experten und Patienten im Sinne einer gemeinsamen Entscheidungsfindung und Therapiezielvereinbarung (Schäfer, 2011). In der Literatur werden beide Begriffe häufig als Synonym verwendet. Eine einheitliche Definition beider Begriffe gibt es weder in deutscher, noch in englischer Sprache. Als weitgehend akzeptierte Definition der Adhärenz gilt die Formulierung der Word-Health-Organisation (WHO), die auch auf den Begriff Compliance angewendet wird (Schäfer, 2011). Laut WHO ist Adhärenz „the extent to which a person's behaviour – taking medications, following a diet, and/or executing lifestyle changes, corresponds with agreed recommendations from a health care provider" (Weltgesundheitsorganisation, 2003, S. 3). In dieser Arbeit wird zur Vermeidung der Irreführung im Weiteren der Begriff Adhärenz mit der Definition der WHO verwendet. Adhärenz besteht laut WHO aus 5 Dimensionen: Dem Gesundheitssystem, dem sozial-ökonomischen Faktor, dem therapiebezogenen Faktor, dem konditionsbezogenen Faktor und dem patientenbezogenen Faktor (Weltgesundheitsorganisation, 2003). Diese Arbeit beschäftigt sich mit den patientenbezogenen Faktoren und dabei - aufgrund des begrenzten Umfangs - ausschließlich mit dem Einfluss der Erkenntnisse der VIE-Theorie nach Vroom und der Zielsetzungstheorie nach Locke und Latham. Studien zu diesem konkreten Forschungsfeld gibt es bisher keine. Alle bestehenden Studien beschäftigen sich mit dem Konstrukt Motivation im Allgemeinen (Dellande et al., 2004; Grossklaus et al., 2014; Jayanti & Burns, 1998; Landgraf et al., 2006; Miller et al., 1992).

2.2 Prozesstheorien der Motivation

2.2.1 Begriffserklärung und Abgrenzung zu anderen Motivationstheorien

Unter Motivation wird das „ (…) Zusammenspiel einer Person (…) mit einer Situation, in der bestimmte Bestandteile so wahrgenommen werden, dass sie zu Anreizen werden, die die Motive in der Person aktivieren und dadurch das Verhalten in seiner Intensität, Richtung, Form und Dauer bestimmen" (Rosenstiel, 2007, S. 241) verstanden. Die Leistungsmotivation im Speziellen lässt sich in zwei Kategorien einteilen. Zum einen die Inhaltstheorien (Ursache-Wirkung) Theorien und zum anderen die Prozesstheorien (Erwartung-Wert Theorien). Erste Gruppe versucht zu erklären, „was" den Menschen motiviert. Die Prozesstheorien hingegen versuchen zu erklären, „wie" ein bestimmtes Verhalten erzeugt, gelenkt, erhalten und abgebrochen werden kann. Die wichtigsten Vertreter der Prozesstheorien sind die VIE-Theorie von Vroom, die Zielsetzungstheorie von Locke/Latham, das Motivationsmodell nach Porter und Lawler, das Rubikon-Modell nach Heckhausen, die Risiko-Wahl nach Atkinson, die Gerechtigkeitstheorie nach Adams und das Verhaltensmodell von Lutz von Rosenstiel (Nerdinger, Blickle & Schaper, 2014; Rosenstiel, Molt & Rüttinger, 2005). Die vorliegende Arbeit befasst sich aufgrund des beschränkten Umfangs ausschließlich mit den personenbezogenen Determinanten der Adhärenz. Viele der Prozesstheorien befassen sich u.a. auch mit situativen oder kontextbezogenen Determinanten der Motivation. Die VIE-Theorie und die Zielsetzungstheorie spiegeln den personenbezogenen Kontext am besten wieder, weshalb diese als theoretische Grundlage dieser Arbeit ausgewählt wurden. Zudem ist in der Physiotherapie die

Frage nach dem (Behandlungs-)Ziel bereits Teil vieler Anamnesebögen, wodurch sich die Zielsetzungstheorie als theoretische Grundlage besonders gut eignet.

2.2.2 Das Valenz-Instrumentalitäts-Modell nach Vroom

Nach der VIE-Theorie nach Vroom besteht die Wahl für eine Handlungsalternative aus drei Komponenten: Der Valenz (V), der Instrumentalität (I) und der Erwartung (E). Die „Valenz" stellt den Wert eines Objektes/Endergebnisses dar, dieser kann eine anziehende oder eine abstoßende Wirkung haben. Die Valenz zeigt somit die Stärke des individuellen Verlangens an, dass die Person gegenüber dem Ziel/Endresultat empfindet (Nerdinger et al., 2014). Dieses Ziel kann i.d.R. über verschiedene Handlungswege erreicht werden. Um die Wahl für eine Handlungsalternative erklären zu können, unterscheidet Vroom zwischen Handlungsergebnis (z.b. Muskelaufbau nach Einhaltung der Therapieempfehlung) und Handlungsfolge (z.b. Schmerzfreies Wandern durch Steigerung der muskulären Kraft). Die Beziehung zwischen dem Handlungsergebnis und der Handlungsfolge wird durch die „Instrumentalität" beschrieben. Mit „Erwartung" ist die subjektive Einschätzung gemeint, dass das verfolgte Ziel tatsächlich eintritt (Nerdinger et al., 2014). Das Modell ermöglicht zum einen eine Vorhersage darüber, welche Handlungsalternative gewählt wird bzw. lässt Rückschlüsse zu, warum eine bestimmte Handlungsalternative gewählt wurde. Zum anderen gibt das Modell Aufschluss über das Anstrengungsniveau dieser Handlungen (Rosenstiel, 2007).

2.2.3 Die Zielsetzungstheorie nach Locke und Latham

Zentraler Forschungsgegenstand von Locke und Latham ist der Einfluss von Zielen auf das Leistungsverhalten einer Person. Die Forscher gehen davon aus, dass die Leistung umso höher ausfällt, je anspruchsvoller und spezifischer ein Ziel formuliert ist. Voraussetzung für die Anreizwirkung ist dabei jedoch, dass die gesetzten Ziele aus Sicht der Person als realistisch und erreichbar angesehen werden. Durch die Zielsetzung wirken sog. Mediatoren (Wirkmechanismen) die es ermöglichen, dass ein Ziel in eine Handlung übersetzt wird. Dazu zählen die Ausdauer, die Anstrengung, die Handlungsrichtung und aufgabenspezifische Strategien. Die Moderatoren hingegen beeinflussen die Ziel-Leistungs-Performance direkt. Zu den Moderatoren zählen die Selbstwirksamkeit, die Wichtigkeit, die Zielbindung, die Rückmeldung und die Aufgabenkomplexität. Besonders hohe Leistung erbringt eine Person demnach, wenn die eigenen Fähigkeiten als hoch eingeschätzt werden, das Ziel eine hohe Wertigkeit besitzt, die Entschlossenheit zur Zielerreichung hoch ist, die Person Rückmeldung im Zusammenhang mit der Zielerreichung erhält und die Aufgabe wenig komplex ist. Der positive Zusammen-

hang zwischen Zielsetzung und Anstrengungsgrad konnte in über 400 Studien repliziert werden.
(Locke & Latham, 2002).

2.2.4 Kritische Würdigung der Theorien

Bei den Prozesstheorien im Allgemeinen werden die Ursache- und Inhaltskomponenten vernachlässigt. D.h. „was" eine Person motiviert, wird nicht beachtet. Hinsichtlich der Zielsetzungstheorie wird häufig kritisiert, dass die Experimente unter Laborbedingungen gewonnen und meist nur einzelne und quantitative Ziele untersucht wurden (Bungard & Kohnke, 2002). Kritik an der VIE-Theorie wird häufig bezüglich der fehlenden Auskunft über die beeinflussenden Faktoren der Erwartung einer Person geäußert. Zudem kann es zu Fehleinschätzung der Situation und damit der Eintrittswahrscheinlichkeit durch die Person selbst kommen was dazu führen kann, dass Personen ein nicht adäquates Verhalten wählen und nicht alle relevanten Faktoren berücksichtigen. Des Weiteren wurden noch keine Angaben über die Entwicklung von Erwartungen, Instrumentalitäten und deren beeinflussenden Faktoren gemacht (Weinert, 1998).

3 Forschungsfrage und Hypothesen

Die vorliegende experimentelle Studie geht der Frage nach, ob die Erkenntnisse aus der VIE-Theorie und der Zielsetzungstheorie von Locke und Latham zur Steigerung der Adhärenz in der Physiotherapie beitragen können. Abgeleitet aus den Erkenntnissen wurden von der Autorin die folgenden Hypothesen formuliert:

Hyp. 1: (H1) Spezifische und klar formulierte Ziele (F4) haben einen positiveren Einfluss auf die Adhärenz als nicht klar definierte Ziele (F3).

Hyp. 2: (H1) Herausfordernde Ziele (F7) haben einen positiveren Einfluss auf die Adhärenz als weniger herausfordernde Ziele (F8).

Hyp. 3: (H1) Ein hoher Leidensdruck (F5) hat einen positiveren Einfluss auf die Adhärenz als ein mittlerer Leidensdruck (F6).

Hyp. 4: (H1) Das Erhalten von regelmäßigem und ehrlichem Feedback (F15) hat einen positiveren Einfluss auf die Adhärenz als das Fehlen von Feedback (F16).

Hyp. 5: (H1) Die wahrgenommene Beziehung zwischen Therapieeinhaltung und Therapieziel (F13) hat einen positiveren Einfluss auf die Adhärenz als wenn die Beziehung nicht wahrgenommen wurde (F14).

Hyp. 6: (H1) Die detaillierte erzählte Beziehung zwischen Therapieeinhaltung und Therapieziel (F12) hat einen größeren positiven Einfluss auf die Adhärenz als die weniger detaillierte erzählte Beziehung (F11).

Hyp. 7: (H1) Eine hohe geschätzte Eintrittswahrscheinlichkeit des Therapieziels nach Einhaltung der Therapieempfehlung (F9) hat einen positiveren Einfluss auf die Adhärenz als eine niedriger geschätzte Eintrittswahrscheinlichkeit (F10).

4 Methode

Laut einer Metaanalyse zur Anhärenz mit 86 Studien zeigt sich für 73 Prozent der Vergleiche zwischen subjektiv und objektiv erhobenen Daten eine hohe oder mittlere Übereinstimmung (Garber, Nau, Erickson, Aikens & Lawrence, 2004). Auch für die vorliegende Studie wurde eine subjektive Erhebung gewählt. Die Daten wurden anhand einer quantitativen Befragung in Form eines vollstandarisierten, paper-pencil-Fragebogens generiert (Fragebogen im Anhang). Die Stichprobe der vorliegenden Erhebung setzt sich aus Patienten zusammen, die sich zum Zeitpunkt der Befragung in physiotherapeutischer Behandlung befanden. Die Fragebögen wurden in zwei verschiedenen physiotherapeutischen Praxen in München ausgelegt, die beide vorwiegend chirurgisch-orthopädisches Klientel behandeln. Der Erhebungszeitraum betrug vom 03.05.17 bis einschließlich 24.05.2017 insgesamt 3 Wochen. Die Messung erfolgte auf einer 5-stufigen-Likert-Skala, in der die Merkmalsausprägungen von „trifft gar nicht zu"/"trifft voll und ganz zu" zur Auswahl standen. Die Auswertung zeigt, dass für die Items keine Normalverteilung vorliegt (Tab. 1 im Anhang), weshalb zur Testung der Hypothesen ausschließlich der nicht parametrische Ein-Stichproben Wilcoxon-Test angewendet wurde. Das Signifikanzniveau wurde bei einseitiger Testung der Hypothesen auf .05 festgelegt.

5 Ergebnisse

Insgesamt nahmen 32 Personen an der Befragung teil, wovon 8 männlich (25%) und 24 weiblich (75%) sind. Der Großteil der Probanden ist zwischen 26-45 Jahren (43,75%) (Tab. 2 im Anhang). Die Mehrheit (58,06%) hält sich derzeit zu mindestens 61% an die Therapieempfehlung (Tab. 3 im Anhang).

Die höchsten Werte finden sich für die Items zur Eintrittswahrscheinlichkeit des Therapieziels zu 100% (F9), der Wirkungsweise der Übung in Beziehung zum Therapieziel (F12) und der Aufklärung über den Zusammenhang zwischen Einhaltung der Therapieempfehlung und des

Therapieziels (F11). Die niedrigsten Ausprägungen finden sich bei den Items zur Behandlung ohne klar definiertes Therapieziel (F3) und dem Fehlen von Feedback (F16). (Tab. 4)

	M	SD	Med	Range	N
F3	1.44	0.72	1	1 - 4	32
F4	4.09	0.96	4	2 – 5	32
F5	3.66	1.33	4	1 - 5	32
F6	3.53	1.05	3	1 - 5	32
F7	3.59	1.16	3.5	2 - 5	32
F8	3.71	1.13	4	2 - 5	31
F9	4.69	0.78	5	2 - 5	32
F10	4.25	0.84	4	2 - 5	32
F11	4.19	1.06	5	2 - 5	32
F12	4.34	0.90	5	2 - 5	32
F13	4.19	0.93	4.5	2 - 5	32
F14	2.69	1.18	2.5	1 - 5	32
F15	4.19	0.90	4	2 - 5	32
F16	1.53	0.67	1	1 - 3	32

Tab. 4: Deskriptive Statistik: Items (eigene Darstellung)

Signifikante Ergebnisse zeigen sich für Hypothese 1, 4, 5 und 7. Nicht signifikant sind die Ergebnisse der Hypothese 2,3 und 6.

Hypothesen	Ein-Stichproben Wilcoxon-Test (V-Wert)	p-Wert (p)	Effektstärke (d)
Hyp. 1: H0 = F4<F3	528	<.005	3.12
Hyp. 2: H0 = F7<F8	226	.240	-.11
Hyp. 3: H0 = F5<F6	281	.378	-.11
Hyp. 4: H0 = F15<F16	528	<.005	3.35
Hyp. 5: H0 = F13<F14	519	<.005	1.41
Hyp. 6: H0 = F12<F11	333	.095	-.15
Hyp. 7: H0 = F9<F10	405	.002	.54

Tab. 5: Hypothesentestung (eigene Darstellung)

6 Diskussion der Ergebnisse und praktische Relevanz

Wie schon durch die Forschungen zur Zielsetzungstheorie vielfach bekräftigt, haben auch in dieser Arbeit spezifische und klar formulierte Ziele einen größeren positiven Einfluss auf die Motivation als nicht klar definierte Ziele (Hyp. 1: $V = 528$; $p = <.005$; $d = 3.12$). Für die physiotherapeutische Behandlung bedeutet dies, dass eine Formulierung des Therapieziels bereits zu Beginn der Behandlungsserie (z.b. im Rahmen des Anamnesegesprächs) sehr sinnvoll ist, um die die Adhärenz für die weiteren Behandlungen zu steigern. Dabei muss darauf geachtet werden, dass das Ziel präzise und klar formuliert wird. Besser ist es, das Therapieziel nicht nur mit „Schmerzreduktion" zu benennen, sondern zu erfragen, was genau durch die Schmerzreduktion erreicht werden soll (z.b. schmerzfreies Gehen bis zur nächstgelegenen Bushaltestelle"). Auch der Einfluss der empfundenen Eintrittswahrscheinlichkeit des Therapieziels, die nach Vroom als „Erwartung" bezeichnet wird, wird mit der vorliegenden Studie bekräftigt (Hyp. 7: $V = 405$; $p = <.005$; $d = .54$). Demnach sollte ein Therapeut den Patienten regelmäßig nach der von ihm empfundenen Eintrittswahrscheinlichkeit der Zielerreichung befragen. Wird die Eintrittswahrscheinlichkeit als gering angegeben, kann ein gezieltes erfragen der Gründe hilfreich sein, um Maßnahmen zur Steigerung der Eintrittswahrscheinlichkeit zu finden. Im Verlauf der Behandlungsserie sollte der Therapeut ebenfalls darauf achten, dem Patienten regelmäßig ehrliche Rückmeldung zu geben. Denn wie schon von Locke und Latham (2002) gezeigt, hat regelmäßiges und ehrliches Feedback auch in der vorliegenden

Studie einen positiven Einfluss auf die Motivation (Hyp. 4: $V = 528$; $p = <.005$; $d = 3.35$). Die Rückmeldung kann z.B. während der Behandlung zur Übungsausführung oder behandlungsübergreifend über den bisherigen Therapieverlauf erfolgen. Auch negatives Feedback trägt dabei laut Locke und Latham (2002) zur Motivationssteigerung bei. Wird aus der Rückmeldung ersichtlich, dass die aktuelle Leistung den Erwartungen nicht entspricht, erhöhen Personen mit hoher Wahrscheinlichkeit ihre Anstrengung. Eine Determinante der VIE-Theorie ist die Instrumentalität, die die Beziehung zwischen Handlungsergebnis und Handlungsfolge beschreibt (Nerdinger et al., 2014). In dieser Studie wird dies übersetzt mit der wahrgenommenen Beziehung zwischen Therapieeinhaltung und Therapieergebnis. Auch diesbezüglich liegt ein signifikantes Ergebnis vor (Hyp. 5: $V = 519$; $p = <.005$; $d = 1.41$). Soll die Adhärenz gesteigert werden, kann es demnach hilfreich sein, durch Therapieeinhaltung erzielte Erfolge zu benennen und dem Patienten bewusst zu machen. Dies kann beispielsweise anhand von Dokumentationen zum Bewegungsausmaß eines Gelenks erfolgen. Weitere Erkenntnis dieser Studie ist, dass die Beziehung zwischen Therapieeinhaltung und Therapieziel auch über die Bereitstellung von Informationen für den Patienten erfolgen kann (F12: $M = 4.34$; $SD = 0.90$; $Med = 5$ und F11: $M = 4.19$; $SD = 1.06$; $Med = 5$). Dabei zeigt sich kein signifikanter Unterschied für eine mehr oder weniger detaillierte Information (Hyp. 6: $V = 333$; $p = .095$). Um den Patienten die nötigen Informationen bereit zu stellen, können Schaubilder, Gelenkmodelle oder Demonstrationen hilfreich sein. Weiter steigern laut Locke/Latham und Vroom bedeutsame Ziele die Motivation. Die Bedeutsamkeit wurde in dieser Studie mit einem hohen Leidensdruck formuliert. Hierzu konnten jedoch keine signifikanten Ergebnisse generiert werden (Hyp. 3: $V = 281$; $p = .378$). Ein Grund kann die Formulierung der Items sein. Im Vorfeld wurde nicht untersucht, ob ein hoher Leidensdruck tatsächlich mit einer hohen Bedeutsamkeit einhergeht. Ebenfalls nicht bestätigt werden konnte der Einfluss der Zielschwierigkeit auf die Motivation (Hyp. 2: $V = 226$, $p = .240$). Die Zielschwierigkeit wurde mit „hoher, aber stets realisierbaren Anstrengung" (F7: $M = 3.59$, $SD = 1.16$, $Med = 3.5$) bzw. mit „mittelmäßiger" (F8: $M = 3.71$, $SD = 1.13$, $Med = 4$) Anstrengung übersetzt. Die Ausprägung der Items zeigt nur einen geringfügigen Unterschied was daran liegen kann, dass das Ausmaß des Unterschieds zu gering gewählt wurde.

7 Kritische Würdigung

Diese Arbeit berücksichtigt, aufgrund des beschränkten Umfangs, nur zwei Prozesstheorien und zudem nur Teilerkenntnisse aus den genannten Theorien. So wurde beispielsweise nicht untersucht, ob die Selbstwirksamkeit, die Aufgabenkomplexität oder die Zielbindung einen Einfluss auf die Adhärenz haben. Des Weiteren ist bekannt, dass auch andere personenrelevante und soziodemografische Faktoren einen Einfluss auf die Adhärenz haben, wie z.b. die Einstellung gegenüber dem Therapieplan und dem Therapeuten, die Verhaltenskontrolle oder die soziale Norm (Landgraf et al., 2006). Diese und andere Determinanten wurden in dieser Studie nicht berücksichtigt. Die verwendeten Items wurden von der Autorin ausschließlich anhand der relevanten Teilerkenntnisse der VIE-Theorie und der Zielsetzungstheorie formuliert, da diese direkt mit der Behandlung verbunden bzw. schon als Teil physiotherapeutischer Behandlungshilfen (z.b. Anamnesebögen) verwendet werden. Weiterführende Forschungen bezüglich anderer Determinanten und auch hinsichtlich der Anwendung anderer Prozesstheorien sind notwendig, um eine generelle Aussage über den Einfluss der Prozesstheorien auf die Adhärenz und deren Anwendbarkeit zu treffen. Weiter sind die Bildung von Skalen mit mehreren Items und eine größere Stichprobe notwendig, um interne und externe Validität zu gewährleisten. Die beschriebenen Maßnahmen aus Kapitel 6 wurden ausschließlich anhand der gewonnene Erkenntnisse dieser Arbeit abgeleitet und müssen durch weitere Untersuchungen auf deren tatsächliche Wirksamkeit hin geprüft werden. Hinsichtlich der vorliegenden Studie muss zudem angemerkt werden, dass nicht ausgeschlossen werden kann, dass eine Person mehrmals an der Umfrage teilgenommen hat oder evtl. Störfaktoren wie Zeitdruck, Lärm, etc. die Umfrage beeinflusst haben.

8 Fazit und Ausblick

Die zugrundeliegende Forschungsfrage dieser Arbeit kann nicht abschließend beantwortet werden. Für einen Teil der Hypothesen zeigen sich signifikante Ergebnisse (Hyp. 1,4,5 und 7), die die Anwendbarkeit von Teilerkenntnissen aus der VIE-Theorie und der Zielsetzungstheorie von Locke und Latham zur Steigerung der Adhärenz nahelegen. Demnach tragen vor allem klare Therapieziele, die empfundene Zieleintrittswahrscheinlichkeit, regelmäßiges Feedback und die Beziehung zwischen Therapieeinhaltung und Therapieziel zur Steigerung der Adhärenz bei. Allerdings können nicht alle Hypothesen falsifiziert werden (Hypothese 2,3 und 6), wodurch keine allgemeine Aussage über die Anwendbarkeit der Theorien getroffen werden kann. Weitere Untersuchungen sind notwendig, um z.b. den Einfluss von herausfordernden Zielen und der Bedeutsamkeit des Ziels zu klären oder auch von Geschlecht, Alter und aktueller Adhärenz. Darauf konnte aufgrund des beschränkten Umfangs dieser Arbeit nicht eingegangen werden. Anhand der Erkenntnisse dieser Studie können einige Maßnahmen für die physiotherapeutische Praxis abgeleitet werden, deren Wirksamkeit jedoch in weiteren Untersuchungen noch überprüft werden muss. Hinsichtlich der bereits enormen Kosten aufgrund Nicht-Adhärentem Verhalten und der erzielten signifikanten Ergebnisse, kann die weitere Verfolgung der Fragestellung hilfreich sein, um bessere Behandlungsergebnisse zu erzielen. Zudem können die primären Gesundheitskosten (z.B. Medikamente, Operationen) und auch die Sekundärkosten (z.B. krankheitsbedingte Arbeitsausfälle) reduziert werden, was zu einem gesellschaftlichen und ökonomischen Vorteil führt.

9 Literaturverzeichnis

Bungard, W. & Kohnke, O. (2002). *Zielvereinbarungen erfolgreich umsetzen. Konzepte, Ideen und Praxisbeispiele auf Gruppen- und Organisationsebene* (2., erweiterte Auflage). Wiesbaden: Gabler Verlag.

Campbell, R. (2001). Why don't patients do their exercises? Understanding non-compliance with physiotherapy in patients with osteoarthritis of the knee. *Journal of Epidemiology & Community Health, 55* (2), 132-138.

Dellande, S., Gilly, M. C. & Graham, J. L. (2004). Gaining Compliance and Losing Weight. The Role of the Service Provider in Health Care Services. *Journal of Marketing, 68* (3), 78-91.

Garber, M. C., Nau, D. P., Erickson, S. R., Aikens, J. E. & Lawrence, J. B. (2004). The Concordance of Self-Report With Other Measures of Medication Adherence. *Medical Care, 42* (7), 649-652.

Gräf, M. (2007). *Die volkswirtschaftlichen Kosten der Non-Compliance. Eine entscheidungsorientierte Analyse* (Schriften zur Gesundheitsökonomie, Bd. 56). Zugl.: Bayreuth, Univ., Diplomarbeit, 2007. Bayreuth: Verl. PCO.

Grossklaus, L., Heller, U., Nüscheler, R. & Stammler, L. (2014). Adhärenz in der Physiotherapie. *physioscience, 10* (02), 57-61.

Jayanti, R. K. & Burns, A. C. (1998). The Antecedents of Preventive Health Care Behavior. An Empirical Study. *Journal of the Academy of Marketing Science, 26* (1), 6-15.

Landgraf, R., Huber, F. & Bartl, R. (2006). *Patienten als Partner* (1. Aufl.). s.l.: DUV Deutscher Universitäts-Verlag. URL: http://gbv.eblib.com/patron/FullRecord.aspx?p=749979 (Abruf am 20.04.2017).

Locke, E. A. & Latham, G. P. (2002). Building a practically useful theory of goal setting and task motivation. A 35-year odyssey. *American Psychologist, 57* (9), 705-717.

Miller, P., Wikoff, R. & Hiatt, A. (1992). Fishbein's model of reasoned action and compliance behavior of hypertensive patients. *Nursing research, 41* (2), 104-109.

Nerdinger, F. W., Blickle, G. & Schaper, N. (2014). *Arbeits- und Organisationspsychologie. Mit 51 Tabellen* (3., vollst. überarb. Aufl.). Berlin: Springer.

Rosenstiel, L. v. (2007). *Grundlagen der Organisationspsychologie. Basiswissen und Anwendungshinweise* (6., überarb. Aufl.). Stuttgart: Schäffer-Poeschel.

Rosenstiel, L. v., Molt, W. & Rüttinger, B. (2005). *Organisationspsychologie* (Sozial-, Persönlichkeits-, Arbeits- und Organisationspsychologie, Bd. 567, 9., vollst. überarb. und erw. Aufl.). Stuttgart: Kohlhammer.

Schäfer, C. (2011). *Patientencompliance. Messung, Typologie, Erfolgsfaktoren ; Durch verbesserte Therapietreue Effizienzreserven ausschöpfen* (1. Aufl.). s.l.: Gabler Verlag. URL: http://gbv.eblib.com/patron/FullRecord.aspx?p=751142 (Abruf am 20.04.2017).

Weinert, A. B. (1998). *Organisationspsychologie. Ein Lehrbuch* (4., vollst. überarb. und erw. Aufl.). Weinheim: Beltz Psychologie Verl.-Union.

Weltgesundheitsorganisation. (2003). *Adherence to long-therm therapies. Evidence for action*. Geneva. URL: http://apps.who.int/iris/bitstream/10665/42682/1/9241545992.pdf (Abruf am 30.03.2017).

10 Anhang

10.1 Fragebogen

Vielen Dank für Ihre Teilnahme. Bitte beantworten Sie die folgenden Fragen wahrheitsgemäß und kreuzen Sie nur <u>EINE</u> Alternative an. Falls Sie Ihre Angabe korrigieren möchten, schwärzen Sie den falsch markierten Kreis und setzen Sie Ihr Kreuz erneut.

1. Geschlecht: weiblich männlich
        O O

2. Alter: unter 25 Jahre 26-45 Jahre 46 bis 65 Jahre ab 66 Jahre
        O   O   O   O

<u>Meine Motivation</u> die Übungen bzw. die Veränderungen der Lebensgewohnheiten gemäß den Empfehlungen des/der Therapeuten/in auszuführen <u>steigt, wenn ...</u>

	trifft gar nicht zu				trifft voll und ganz zu
3. ...die Behandlung ohne klar definiertes Therapieziel erfolgt?	O	O	O	O	O
4. ...ein von Ihnen klar definiertes Therapieziel verfolgt wird?	O	O	O	O	O
5. ...Ihr Leidensdruck vor Behandlungsbeginn stetig zugenommen und nun ein sehr hohes Niveau erreicht hat?	O	O	O	O	O
6. ...Ihr Leidensdruck vor Behandlungsbeginn stetig zugenommen und nun ein mittleres Niveau erreicht hat?	O	O	O	O	O
7. ...das Therapieziel ausschließlich über die Einhaltung der Therapieempfehlung mit großer, aber stets realisierbarer Anstrengung erreicht werden kann?	O	O	O	O	O
8. ...das Therapieziel ausschließlich über die Einhaltung der Therapieempfehlung mit mittelmäßiger Anstrengung erreicht werden kann?	O	O	O	O	O
9. ...das Therapieziel durch die Einhaltung der Therapieempfehlungen nach Ihrer Einschätzung zu 100% erreicht wird?	O	O	O	O	O
10. ...das Therapieziel durch die Einhaltung der Therapieempfehlungen nach Ihrer Einschätzung zu mindestens 80% erreicht wird?	O	O	O	O	O
11. ...Sie Informationen über den Zusammenhang der Einhaltung der Therapieempfehlungen und des Therapieziels erhalten?	O	O	O	O	O

Die Motivation steigt, wenn…

	trifft gar nicht zu				trifft voll und ganz zu
12. …Sie Informationen über die Wirkungsweise jeder einzelnen Übung und dem Zusammenhang zum Therapieziel erhalten?	O	O	O	O	O
13. …sich nach Einhaltung der Therapieempfehlungen erste, kleinere Erfolge einstellen?	O	O	O	O	O
14. …sich auch ohne Einhaltung der Therapieempfehlungen erste, kleinere Erfolge einstellen?	O	O	O	O	O
15. …Sie regelmäßig ehrliches Feedback über Ihre Leistung erhalten?	O	O	O	O	O
16. …Sie kein Feedback über Ihre Leistung erhalten?	O	O	O	O	O

17. Derzeit halte ich mich an die Therapieempfehlungen (z.B. Anzahl der Wiederholungen/Übungen pro Tag, Änderung der Lebensgewohnheiten) zu insgesamt:

0-20%	21-40%	41-60%	61-80%	80-100%
O	O	O	O	O

Vielen Dank für Ihre Teilnahme!

Falls Sie am Ergebnis der Umfrage interessiert sind, sprechen Sie mich an.

10.2 Tabellen

10.2.1 Test auf Normalverteilung

	Shapiro-Wilk-Test (W)	p-Wert	Normalverteilung
Alter	0.857	.001	Liegt nicht vor
Akt. Adhärenz	0.868	.001	Liegt nicht vor
F3	0.643	<.005	Liegt nicht vor
F4	0.784	<.005	Liegt nicht vor
F5	0.833	<.005	Liegt nicht vor
F6	0.891	.004	Liegt nicht vor
F7	0.845	<.005	Liegt nicht vor
F8	0.849	<.005	Liegt nicht vor
F9	0.457	<.005	Liegt nicht vor
F10	0.797	<.005	Liegt nicht vor
F11	0.744	<.005	Liegt nicht vor
F12	0.731	<.005	Liegt nicht vor
F13	0.780	<.005	Liegt nicht vor
F14	0.906	.009	Liegt nicht vor
F15	0.800	<.005	Liegt nicht vor
F16	0.726	<.005	Liegt nicht vor

Tab 1: Test auf Normalverteilung (eigene Darstellung)

10.2.2 Zusammensetzung der Stichprobe

Alter	**Unter 25**	**26-45**	**ı-65**	**Ab 66**	**Keine Angabe**
n	3	14	12	2	1
in %	9,38	43,75	37,5	6,25	3,13

Tab 2: Deskriptive Statistik: Zusammensetzung der Stichprobe (eigene Darstellung)

10.2.3 Aktuelle Adhärenz der Stichprobe

Akt. Adhärenz	0 – 20 %	20 – 40 %	40 – 60 %	61 – 80 %	80 – 100 %	KeineAngabe
n	4	5	4	10	8	1

Tab. 3: Deskriptive Statistik: Aktuelle Adhärenz der Stichprobe (eigene Darstellung)

BEI GRIN MACHT SICH IHR WISSEN BEZAHLT

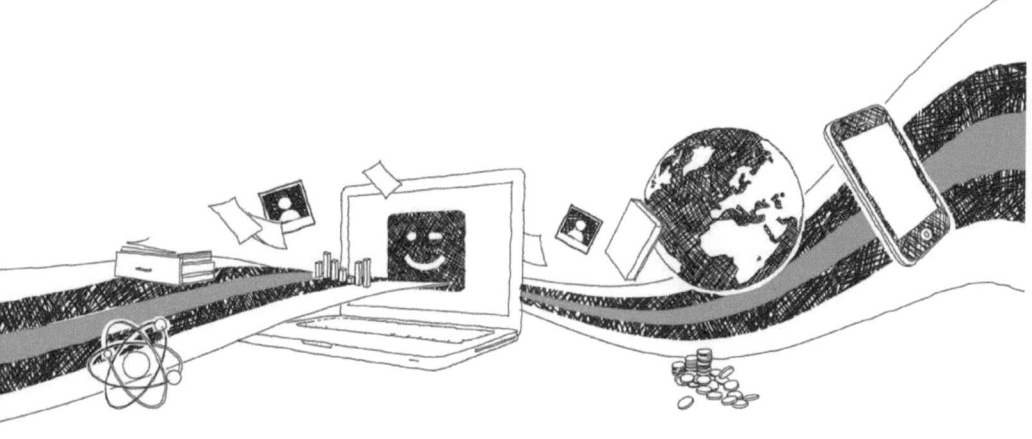

- Wir veröffentlichen Ihre Hausarbeit,
  Bachelor- und Masterarbeit

- Ihr eigenes eBook und Buch -
  weltweit in allen wichtigen Shops

- Verdienen Sie an jedem Verkauf

Jetzt bei www.GRIN.com hochladen
und kostenlos publizieren

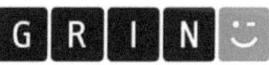

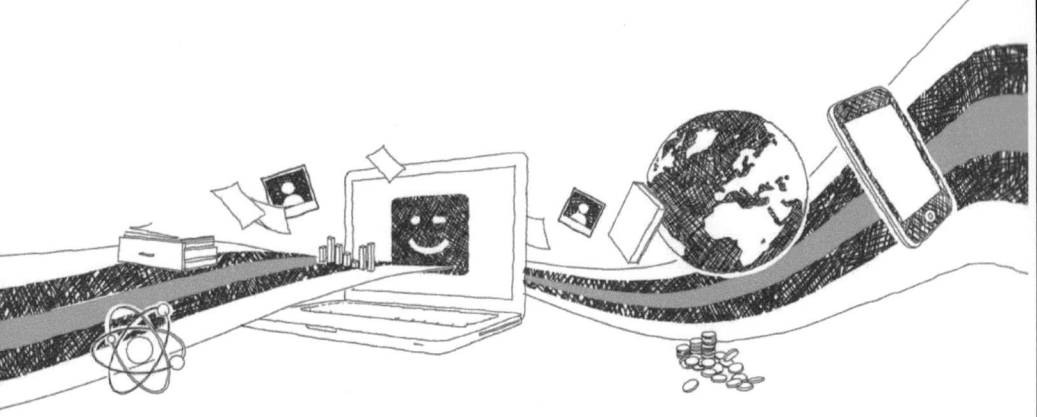
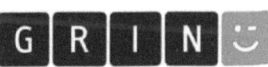

Bibliografische Information der Deutschen Nationalbibliothek:

Die Deutsche Bibliothek verzeichnet diese Publikation in der Deutschen National-bibliografie; detaillierte bibliografische Daten sind im Internet über http://dnb.d-nb.de/ abrufbar.

Impressum:

Copyright © 2017 GRIN Verlag, Open Publishing GmbH
Druck und Bindung: Books on Demand GmbH, Norderstedt Germany
ISBN: 9783668495760

Dieses Buch bei GRIN:

http://www.grin.com/de/e-book/371606/eine-unterrichtsplanung-im-step-aerobic-gruppentraining-ii

Kristina Ehrlich

Eine Unterrichtsplanung im Step-Aerobic, Gruppentraining II

GRIN Verlag

GRIN - Your knowledge has value

Der GRIN Verlag publiziert seit 1998 wissenschaftliche Arbeiten von Studenten, Hochschullehrern und anderen Akademikern als eBook und gedrucktes Buch. Die Verlagswebsite www.grin.com ist die ideale Plattform zur Veröffentlichung von Hausarbeiten, Abschlussarbeiten, wissenschaftlichen Aufsätzen, Dissertationen und Fachbüchern.

Besuchen Sie uns im Internet:

http://www.grin.com/

http://www.facebook.com/grincom

http://www.twitter.com/grin_com

Deutsche Hochschule für
Prävention und Gesundheitsmanagement

Name, Vorname:	Ehrlich, Kristina
Modul:	Gruppentraining II
Studiengang:	BFT
Aufgabe:	Eine Unterrichtsplanung in Step Aerobic

Inhaltsverzeichnis

1 Kursthema

Das Kursthema ist die Step Aerobic:

Step Aerobic ist seit den 80er Jahren sehr erfolgreich in der kommerziellen Fitnessbranche. In den 90er Jahren hat die Step Aerobic auch Deutschland eingeholt, sogar in den Schulsport wird heute die Step Aerobic etabliert (Pahmeier & Niderbäumer, 2004, S.7). „Step Aerobic ist ein aerobes Fitnesstraining auf Musik, das mit einer höhenverstellbaren, rechteckigen Plattform durchgeführt wird", das sich Stepper nennt.

Auf diesen Stepper wird mit möglichst vielen Varianten herauf- und herabgestiegen und dazu unterschiedliche Armbewegungen eingesetzt.

Erfunden wurde Step Aerboic von Gin Miller, die aufgrund einer Knieverletzung ein Rehabilitationsprogramm verordnet bekommen hat, das das Auf- und Absteigen auf eine Kiste beinhaltete. Um dieses Training etwas abwechslungsreicher zu gestalten, entwickelte Gin Miller verschiedene Schrittmuster in Kombination mit Armbewegungen zur Musik, wodurch die Step Aerobic entstand.

„Der Sportartikelhersteller Reebook hat die Idee aufgegriffen und mit dem „Step-Reebok-Programm" einen der erfolgreichtsen Fitnesstrends der letzten Jahre fociert" (Pahmeier & Niderbäumer, 2004, S. 9).

Die Step Aerobic bewirkt hauptsächlich die Verbesserung der bewegungsspezifische Koordination sowie die Verbesserung der Ausdauerfähigkeit, was sich somit positiv auf das Herz-Kreislauf-System auswirkt (Pahmeier & Niderbäumer, 2004, S. 16).

Des Weiteren werden beim Step Aerobic hauptsächlich die großen Muskelgruppen wie die Bein- und auch Gesäßmuskulatur benötigt, was die Kraft-Ausdauerfähigkeit dieser Muskuklatur fördert (Pahmeier & Niderbäumer, 2004, S. 17-18).

Eine Step Aerobic Stunde hat immer ein Bewegungsprogramm. Das heißt, es gibt eine Abfolge von Bewegungsphasen mit spezifischen Übungen, die in der Kurseinheit geübt und wiederholt werden bis diese festgelegte Bewegungsabfolge von den Kursteilnehmern beherrscht wird (Pahmeier & Niderbäumer, 2004, S. 24).

Die Intensität kann entweder mit der verstellbaren Stephöhe, der Musik oder der Trainingsform (Low Impact, High Impact oder Mixed Impact) gesteuert werden (Pahmeier & Niderbäumer, 2004, S. 32-33,37). Die Musik sollte beim Step Aerobic zwsichen 125 und 135 bpm liegen.

2 Externe Bedingungen

2.1 Räumlichkeit

Die Räumlichkeit in der die geplante Kursstunde stattfindet ist 40m² groß, hat eine rechteckige Form und ist frei von Säulen. Die Kleingeräte befinden sich in einem Nebenraum, sodass die Teilnehmer während des Trainings genügend Platz zur Verfügung haben. Folgende Kleingeräte stehen für diesen Kursraum zur Verfügung: Pezzibälle, Gymnastikbälle, Kurzhanteln, Langhanteln inklusive Gewichtsscheiben, Matten, Flexibar, Noppenkissen, Stepper, Pilatesrollen, Therabänder und Nordic-Walking Stöcke. Es kann entweder sehr helles Licht ausgewählt werden, sodass der Raum ausreichend beleuchtet ist oder bunte Lampen, die gleichzeitig gedämmt werden können, beispielsweise für Fanatsiereisen in den Entspannungskursen.

Der Boden ist aus Holz und rutschfest.

An einer Wand sind sechs Fenster angebracht, was zu guten Lüftungsverhältnissen führt. Des Weiteren sind an allen vier Wänden Spiegel angebracht. Die Musikanlage kann zwei CDs abspielen, hat einen AUX Anschluss und vier Boxen oben an den jeweiligen Raumecken angebracht. Weiterhin ist ein Head-Set vorhanden, für Kurse mit etwas lauterer Musik, sodass der Trainer während des Kurse gut zu hören ist. Außerdem hat die Räumlichkeit eine kleine Bühne, wodurch die Teilnehmer bei einem gut besuchten Kurs den Trainer immer gut sehen können.

2.2 Zielgruppe

Tabelle 1: Zielgruppe - Informationen

Alter	18+
Geschlecht	Männlich und weiblich
Anzahl der Teilnehmer	3 – 10
Leistungslevel	Einsteiger
Ausschlusskriterien	- Allg. Wohlbefinden: schlecht - Schmerzen z.B. im Knie- oder Hüftgelenk o.a. während des Kurses
Die zwei häufigsten (persönlichen) Ziele	1. Verbesserung des Fettstoffwechsels 2. Verbesserung des Herz-Kreislauf-Systems

3 Inhaltsplanung

3.1 Trainingsmethode

Die ausgewählte Trainingsmethode hängt von der Leistung und von dem Ziel ab.

Da die Teilnehmer noch wenig Erfahrung in Step Aerobic haben, erfolgt das Training nach der extensiven Dauermethode. Der Trainingsgewinn mit dieser Methode ist die konstante Energiebereitstellung, sodass sich die beteiligten Organsysteme anpassen können und eine Ökonomisierung ihrer Funktionalitäten stattfinden kann. Die aerobe Kapazität wird somit verbessert, was automatisch mit zunehmender Dauer den Fettstoffwechsel trainiert.

Auf dieser Grundlage können dann intensivere Methoden angewendet werden und dennoch relativ hohe Anteile an Fett zur Energiebereitstellung genutzt werden.

Die Grundlagenausdauer ist außerdem auch die Basis für die Optimierung des Herz-Kreislauf-System und auch das Grundgerüst für alle weiteren Trainingsmethoden.

3.2 Belastungsdauer und –intensität

Die Belastungsdauer dieses Kursangebotes beträgt 60 Minuten. Nach Holloszy et al. (1998, S. 1011) sollte für ein Fettstoffwechseltraining mindestens 60 Minuten Ausdauertraining betrieben werden.

Die Intensität für den Kurs und somit die Trainingsherzfrequenz wird nach der ACSM-Formel: „Thf = Hfmax x Intensität in %" berechnet.

Die Intensität liegt zwischen 60 und 75% der maximale Herzfrequenz (Hfmax) (gesamtes Intensitätsspektrum der extensiven Dauermethode) (Hottenrott, 2006, S. 64ff.). Außerdem wird darauf geachtet, dass die Intensität bei mindestens 60% der Hfmax beginnt, damit immer ein trainingswirksamer Reiz stattfindet (ACSM, 2006b).

In diesem Intenistätsbereich wird der Fettstoffwechsel und die Grundlagenausdauer trainiert, was das Ziel der Teilnehmer ist (Hottenrott, 2006; Neumann et al. 2007, S. 141).

Die Voraussetzungen für so eine Intensitätsvorgabe ist die vorherige Berechnung der optimalen Trainingsherzfrequenz für jeden Teilnehmer, sodass jeder Teilnehmer vor dem Kurs ausreichend über seine Trainingsherzfrequenz Bescheid weiß und während des Trainings genau darauf achten kann in welcher Zone er sich befinden muss.

Kontrolliert wird das ganze mit einer Pulsuhr, die es im Studio zu leihen gibt oder die der Teilnehmer selbst mitbringt.

Während des Kurses weist der Kursleiter die Teilnehmer in regelmäßigen Abständen daraufhin, ihr Trainingsherzfrequenz zu kontrollieren.

Die Belastungsintensität kann mit unterschiedlichen Bewegungsvariation gesteuert werden wie beispielsweise mit Variationen im Raum (größere Raumausnutzung), in der Zeit (schnelleres Musiktempo), in der Kraft (intensiveres Aus- und Absteigen oder auch Hilfsmittel Verwendung z.B. mit Kurzhanteln sowie die Höhenverstellung des Steppers). Außerdem kann auch durch koordinierte Bewegungsausführung, wie Kombinationen aus Beinen und Armen oder Drehungen, die Belastung gesteuert werden (Pahmeier & Niderbäumer, 2004, S. 32-33,37; Kempf, 2014, S. 131).

Konkrete Beispiele für die Belastungssteuerung in der Step Aerobic Stunde:

1. Variationen im Raum
   - Drehung: Over The Top
2. Variation in der Koordination
   - Kombination von Armen und Beinen wie z.b: beim Side Leg Lift das Seitheben der Arme.

Im Warm-Up wird zunächst eine etwas langsamere Musikgeschwindigkeit verwendet als im Hauptteil, sodass sich die Herzfrequenz langsam auf die Belastung vorbereiten kann und somit bis zum Hauptteil die Trainingsherzfrequenz (THF) erreicht wird. Im Cool-down sinkt die Herzfrequenz wieder unter THF, da die Musikgeschwindigkeit hier wieder langsamer wird. Die Belastungsintensität ist über die Trainingsherzfrequenz messbar und sollte sich parallel mit der musikalischen Umsetzung in Richtung Stunden-ende steigern, sodass ein deutlicher Höhepunkt erreicht wird.

3.3 Eingesetzte Aufbau- und Hilfsmethoden

Im Warm–Up wird die „Lineare Progression" als Aufbaumethode verwendet. Das be-deutet, es werden Aerobic-Schritte durchgeführt, die jedoch von den Teilnehmer nicht gemerkt werden müssen, da diese nicht wiederholt werden und somit nicht in einer Cho-reografie enden. Bei dieser Methode wird im Verlauf des Trainings immer nur eine Arm- oder Beinbewegung oder die Richtung nach und nach verändert. Folgende Tabelle zeigt dies anhand einiger Beispiele:

Tabelle 2: Beispiel einer linearen Progression

Beinbewegung	Armbewegung	Hinweise/Bemerkung
March	Keine Arme	Schritt wird eingeführt
March	Frontheben der Arme	Schritt bleibt, Arme kommen dazu
Side To Side	Frontheben der Arme	Arme bleiben, Schritt ändert sich, March etwas tiefer
Side To Side	Butterfly Reverse	Schritt bleibt, Arme än-dern sich

Diese Methode eignet sich vor allem für Einsteiger und im Warm-Up.

In Hauptteil der Kurseinheit wird die Layering (Substitution) Methode verwendet. Zunächst gibt es eine Anfangsschrittkombination bestehend aus zwei Schritten, von denen ein natürlicher Fußwechsel hervorgerufen wird. Zum Beispiel ein „Reapeater Knee Lift" und sechs „Basic Steps", die so lange geübt werden, bis diese fehlerfrei von den Teilnehmer ausgeführt werden. Danach werden die „Basic Steps" nach und nach durch andere einzelne Schirtte wie zum Beispiel die erste zwei „Basic Steps" durch zwei „Leg Side Lift" Schritte verändert bis das Endprodukt enstanden ist.

Des Weiteren werden visuelle Maßnahmen, wie das Mitmachen der Schrittfolgen oder mit Hilfe von Handzeichen oder auch verbale Maßnahmen, wie Bewegungsanweisungen oder –erklärungen verwendet, um den Lernprozess der Schrittfolgen zu unterstützen. Die Stepbewegungen werden außerdem einfach hintereinander (linear) angereiht, sodass die Teilnehmer mühelos von einer Bewegung zur nächsten gehen können.

Im Cool-Down I und II wurde keine Aufbaumethode verwendet.

3.4 Verwendete Musik

Im allgemeinem und speziellen Warm-Up werden Chart Songs mit einer Musikgeschwindigkeit von 125 bpm gewählt, sodass die Herzfrequenz (HF) sich zunächst langsam auf die Trainingseinheit vorbereiten kann und langsam ansteigt.

Im Hauptteil werden Chart Songs mit einer höheren Geschwindigkeit von 132bpm verwendet. Im Hauptteil soll somit die HF noch etwas mehr ansteigen, um am Ende des Hauptteils die höchste HF erreichen zu können.

Zum Cool-Down I und II werden genauso Chart Songs gewählt, jedoch wieder mit einer niedrigeren Geschwindigkeit von 120 bpm, sodass die Herzfrequenz wieder langsam sinken kann.

3.5 Konkrete Inhalte

Tabelle 3: Allgemeines Warm-Up

Phase: Allgemeines Warm-Up (6 Minuten)

Beinbewegung	Oberkörper-/Armbewegung	Methodisches Vorgehen/ weitere Hinweise
		Blockaufstellung im Frontalunterricht
March	Keine Arme	Schritt wird eingeführt
March	Frontheben der Arme	LP: Schritt bleibt, Arme kommen dazu
March breitbeinig	Frontheben der Arme	LP: Arme bleiben, Schritt ändert sich, March etwas tiefer
March breitbeinig	Butterfly Reverse	LP: Schritt bleibt, Arme ändern sich
Side To Side	Butterfly Reverse	LP: Arme bleiben, Schritt ändert sich
Side To Side	Biceps Curls	LP: Schritt bleibt, Arme ändern sich
Step Touch	Biceps Curls	LP: Arme bleiben, Schritt ändert sich
Step Touch	Trizeps Kickbacks	LP: Schritt bleibt, Arme ändern sich
Double Step Touch	Trizeps Kickbacks	LP: Arme bleiben, Schritt ändert sich

Tabelle 4: Spezielles Warm-Up

Phase: Spezielles Warm-Up (6 Minuten)		
Beinbewegung	**Oberkörper-/Armbewegung**	**Methodisches Vorgehen/ weitere Hinweise**
Double Step Touch Letzter Tap auf den Stepper	Trizeps Kickbacks	Stepper kommt hinzu
Heel Dig: rechte Ferse bleibt auf dem Stepper, linker Fuß auf dem Boden, linkes Knie wird gebeugt und gestreckt, rechte Fußspitze zur Nase ziehen und den Bauchnabel Richtung Oberschenkel (OS) (8x langsam, 8x schneller/klein)	Beide Hände bleiben auf dem linken gebeugten OS Vorderseite	Dynamischer Pre-Stretch der OS Rückseite (rechts)
Lunge: rechten Fuß komplett auf den Stepper stellen, linken Fuß noch etwas weiter nach hinten stellen und linke Ferse vom Boden lösen, Becken nach vorne schieben, dabei in den Knien hoch und tief gehen (8x langsam, 8x schnell/klein)	Hände an die Hüfte	Dynamischer Pre-Stretch des Hüftbeugers (links)
Ganzer rechter Fuß bleibt auf dem Stepper, linken Fußballen auf den Stepper, sodass	Hände an die Hüfte	Dynamischer Pre-Stretch der Waden (links)

Phase: Spezielles Warm-Up (6 Minuten)

Beinbewegung	Oberkörper-/Armbewegung	Methodisches Vorgehen/ weitere Hinweise
die linke Ferse in der Luft ist, linke Ferse hoch tief (8x langsam, 8x schnell/klein)		
Ganzer rechter Fuß bleibt auf dem Stepper, linke Ferse zum Gesäß, Becken kippen und aufrichten (8x)	Linke Hand an das das linke Fußgelenk, rechte Hand balanciert aus	Dynamischer Pre-Stretch OS Vorgerseite (links)
Double Step Touch Letzter Tap auf den Stepper	Trizeps Kickbacks	Vorbereitung für den Pre-Stretch der anderen Seite
Heel Dig: Linke Ferse bleibt auf dem Stepper, rechter Fuß auf dem Boden, rechtes Knie wird gebeugt und gestreckt (8x langsam, 8x schneller/klein)	Beide Hände bleiben auf dem rechten gebeugten OS Vorderseite	Dynamischer Pre-Stretch der OS Rückseite (links)
Lunge: linken Fuß komplett auf den Stepper stellen, rechten Fuß noch etwas weiter nach hinten stellen und rechte Ferse vom Boden lösen, Becken nach vorne schieben, dabei hoch und tief gehen (8x langsam, 8x schnell/kelin)	An die Hüfte	Dynamischer Pre-Stretch des Hüftbeugers (rechts)

Phase: Spezielles Warm-Up (6 Minuten)

Beinbewegung	Oberkörper-/Armbewegung	Methodisches Vorgehen/ weitere Hinweise
Ganzer linker Fuß bleibt auf dem Stepper, rechten Fußballen auf den Stepper, sodass die rechte Ferse in der Luft ist, rechte Ferse hoch tief (8x langsam, 8x schnell/klein)	Hände an die Hüfte	Dynamischer Pre-Stretch der Waden (rechts)
Ganzer linker Fuß bleibt auf dem Stepper, rechte Ferse zum Gesäß, Becken kippen und aufrichten (8x)	Rechte Hand an das rechte Fußgelenk, linke Hand balanciert aus	Dynamischer Pre-Stretch OS Vorderseite (rechts)
Beide Füße auf dem Stepper, Knie beugen, Wirbelsäule flexen und strecken	Hände auf OS (Vorderseite)	Mobilisation der Wirbelsäule

Tabelle 5: Hauptteil

Phase: Hauptteil (36 Minuten)

Block 1 / 32 ZZ

Block	ZZ	Beinbewegung	Armbewegung	Methodisches Vorgehen
1	1-8	1 Repeater Knee Lift	Ellbogen zum Knie (diagonal)	Layering
1	9-16	2 Knee Lift	Entgegengesetzen Arm hoch strecken	Layering
1	17-24	2 V-Step	V-Arme	Layering
1	25-32	2 A- Step	A-Arme	Layering

Block 1b / 32 ZZ (Wiederholung Block 1 auf links)

Block 2 / 32 ZZ

Block	ZZ	Beinbewegung	Armbewegung	Methodisches Vorgehen
2	1-8	1 L-Step Knee Lift	Keine	Layering
2	9-16	2 Basic	Biceps Curls	Layering
2	17-24	2 Mambo	Arme mitschwingen	Layering
2	25-32	2 Side Leg Lift	Seitheben	Layering

Block 2b / 32 ZZ (Wiederholung Block 2 auf links)

13/21

Phase: Hauptteil (36 Minuten)

Block 3 / 32 ZZ

Block	ZZ	Beinbewegung	Armbewegung	Methodisches Vorgehen
3	1-8	1 Repeater Kick	Punsh Arme	Layering
3	9-16	2 Leg Curl	Trizeps Kickbacks	Layering
3	17-24	2 Superman	Beide Arme Frontheben	Layering
3	25-32	2 Over The Top	Keine	Layering

Block 3b / 32 ZZ (Wiederholung Block 3 auf links)

Block 4 / 32 ZZ

Block	ZZ	Beinbewegung	Armbewegung	Methodisches Vorgehen
4	1-8	1 L- Step mit tap	Keine	Layering
4	9-16	2 Side Tap	Seitheben	Layering
4	17-24	2 Tap Front	Rudern	Layering
4	25-32	2 Box Step	Keine	Layering

Block 4b / 32 ZZ (Wiederholung Block 4 auf links)

Tabelle 6: Cool-Down I

Phase: Cool-Down I (6 Minuten)

Beinbewegung	Oberkörper-/Armbewegung	Methodisches Vorgehen/ weitere Hinweise
Tap Up auf Stepper	Locker die Arme mitschwingen	Keine Körperspannung, lockere Bewegungen
Double Step Touch, letzter Tap auf den Stepper	Locker die Arme hängen lassen	Keine Körperspannung, lockere Bewegungen
Side To Side	Arme von rechts nach links mitschwingen	Keine Körperspannung, lockere Bewegungen
March	Locker die Arme mitschwingen	Keine Körperspannung, lockere Bewegungen
Toe Tap auf Stepper	Locker die Arme vor schwingen	Keine Körperspannung, lockere Bewegungen

Tabelle 7: Cool-Down II

Phase: Cool-Down II (6 Minuten)

Beinbewegung	Oberkörper-/Armbewegung	Methodisches Vorgehen/ weitere Hinweise
Heel Dig: rechte Ferse bleibt auf dem Stepper, linker Fuß auf dem Boden, rechte Fußspitze zur Nase ziehen und den Bauchnabel Richtung OS	Beide Hände bleiben auf dem linken gebeugten OS Vorderseite	Statisches Dehnen der OS Rückseite (rechts)
Lunge: rechten Fuß komplett auf den Stepper stellen, linken Fuß noch etwas weiter nach hinten stellen und linke Ferse vom Boden lösen, Becken nach vorne schieben	Hände an die Hüfte	Statisches Dehnen des Hüftbeugers (links)
Ganzer rechter Fuß bleibt auf dem Stepper, linken Fußballen auf den Stepper, sodass die linke Ferse in der Luft ist, linke Ferse tief zum Boden sinken lassen	Hände an die Hüfte	Statisches Dehnen der Waden (links)
Ganzer rechter Fuß bleibt auf dem Stepper, linke Ferse zum Gesäß, Becken nach vorne kippen	Linke Hand an das linke Fußgelenk, rechte Hand balanciert aus	Statisches Dehnen OS Vorgerseite (links)

Phase: Cool-Down II (6 Minuten)

Beinbewegung	Oberkörper-/Armbewegung	Methodisches Vorgehen/ weitere Hinweise
Heel Dig: Linke Ferse bleibt auf dem Stepper, rechter Fuß auf dem Boden, linke Fußspitze zur Nase ziehen und den Bauchnabel Richtung OS	Beide Hände bleiben auf dem rechten gebeugten OS Vorderseite	Statische Dehnung der OS Rückseite (links)
Lunge: linken Fuß komplett auf den Stepper stellen, rechten Fuß noch etwas weiter nach hinten stellen und rechte Ferse vom Boden lösen, Becken nach vorne schieben	An die Hüfte	Statisches Dehnen des Hüftbeugers (rechts)
Ganzer linker Fuß bleibt auf dem Stepper, rechten Fußballen auf den Stepper, sodass die rechte Ferse in der Luft ist, rechte Ferse tief zum Boden sinken lassen	Hände an die Hüfte	Statisches Dehnen der Waden (rechts)
Ganzer linker Fuß bleibt auf dem Stepper, rechte Ferse zum Gesäß, Becken nach vorne kippen	Rechte Hand an das rechte Fußgelenk, linke Hand balanciert aus	Statisches Dehnen OS Vorgerseite (rechts)
Beide Füße auf dem Boden	Hände hinter dem Rücken verschränken und die Brust nach vorne strecken	Statische Dehnen des Oberkörpers Vorderseite

Phase: Cool-Down II (6 Minuten)

Beinbewegung	Oberkörper-/Armbewegung	Methodisches Vorgehen/ weitere Hinweise
Beide Füße auf dem Boden, Knie beugen, Wirbelsäule flexen und strecken	Hände auf OS (Vorderseite)	Mobilisation der Wirbelsäule
Hüftbreiterstand auf dem Boden mit beiden Füßen,	Arme über die Seite nach oben (einatmen), Oberkörper strecken und Arme über die Seite Richtung Boden (ausatmen), Oberkörper fallen lassen (3x)	Ausklang der Stunde

4 Abschlusskommentar

In dem Einsteiger Step Aerobic Kurs wurden vorerst nur einfach nachvollziehbare Grundschritte verwendet und auch wenige Über-Kopf-Armbewegungen vermieden, damit keine Überforderung oder sogar Demotivation aufkommt. Es war nur eine Drehbewegung im Hauptteil vorhanden, damit die Teilnehmer eine kleine Herausforderung hatten. Beim Schritt „Over The Top" und „L-Step" wurden keine Arme verwendet, da diese Schritte koordinativ ein wenig anspruchsvoller sind. In der kommenden Kursstunde werden die Arme jedoch hinzugefügt. Des Weiteren war immer ein Fuß am Boden, sodass zunächst im Low Impact trainiert wurde.

Durch persönliche Befragung nach der Trainingseinheit wurde bei 80% der Teilnehmer die Trainingsherzfrequenz erreicht.

Zu Beginn der nächsten Kursstunde wird somit nochmals auf die Herzfrequenzsteuerung eingegangen, wie diese zukünftig für die Teilnehmer besser steurbar ist wie z.b. durch kraftvolle Bewegungen oder größeren Bewegungsradius etc..

Während des Kurses war zu sehen, dass sobald alle vier Blöcke gelernt und von den Teilnehmern beherrscht wurden, gleichzeitig der Spaßfaktor und die Bewegungsintensiät der Teilnehmer zum Ende der Kursstunde anstieg. Somit konnte zum Ende des Hauptteils ein Höhepunkt der physischen Belastung erreicht werden. Zum Finale wurde die Musik nicht verändert bzw. die Geschwindigkeit nicht erhöht, da die Kursstunde für Einsteiger geplant wurde. In der nächsten Kursstunde ist jedoch geplant, eine Musik mit 135 bpm zu verwenden und den Inhalt zu wiederholen, sodass die Bewegungsintensität und die musikalische Umsetzung weiter gesteigert werden kann. Abschließend hat die Kursstunde allen Teilnehmern Spaß gemacht, wodurch diese motiviert sind weiterhin den Step Aerobic Kurs zu besuchen. Resumierend und objektiv betrachtet ist eine optimale Beanspruchung bei 80% der Teilnehmer der durchgeführten Trainingseinheit gelungen.

5 Tabellenverzeichnis

6 Literaturverzeichnis

American College of Sports Medicine (ACSM). (2006b). *ACSM's Guidelines for Ecercise Testing and Prescription* (7. ed.). Philadelphia: Lippincott Williams & Wilkins.

Holloszy, J. O., Kohrt, W. M. & Hansen, P. A. (1998). The regulation of carbohydrate and fat metabolism during and after exercise. *Frontiers Bioscience, 3* (15), 1011-1027.

Hottenrott, K. (2006). *Trainingskontrolle mit Herzfrequenz-Messgeräten.* Aachen: Meyer & Meyer.

Kempf, H. (2014). *Die Neue Rückenschule* (2. Aufl.). Berlin, Heidelberg: Springer Verlag

Neumann, G., Pfützner, A. & Berbalk, A. (2007). *Optimiertes Ausdauertraining* (5.Überarb. Aufl.). Aachen: Meyer & Meyer.

Pahmeier, I. & Niederbäumer, C. (2004). *Wo Sport Spaß macht-Step Aerobic für Schule und Studio* (6. Aufl.). Aachen: Meyer & Meyer Verlag

BEI GRIN MACHT SICH IHR WISSEN BEZAHLT

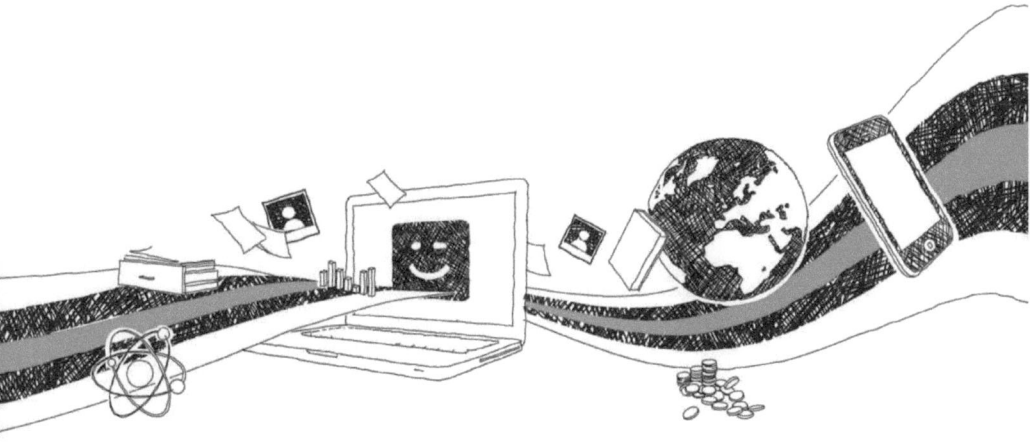

- Wir veröffentlichen Ihre Hausarbeit,
  Bachelor- und Masterarbeit

- Ihr eigenes eBook und Buch -
  weltweit in allen wichtigen Shops

- Verdienen Sie an jedem Verkauf

Jetzt bei www.GRIN.com hochladen und kostenlos publizieren

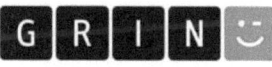